ÉTUDE

EXPÉRIMENTALE ET CLINIQUE

SUR QUELQUES

FRACTURES DU BASSIN

[PAR CH. FÉRÉ.

L'étude de l'influence du mode de production sur la forme anatomique des fractures du bassin nous paraît avoir été jusqu'ici fort négligée ; cependant, elle peut être d'un grand secours non seulement pour le diagnostic de la lésion elle-même, mais encore pour l'explication de quelques-unes de ses complications.

Malgaigne et plusieurs des auteurs qui l'ont suivi admettent qu'un traumatisme agissant sur la crête iliaque, par exemple, peut déterminer indifféremment une fracture de cette crête ou la double fracture verticale du bassin (1) ; mais un examen minutieux montre que ces traumatismes, identiques en apparence, présentent des différences importantes : le point d'application de la violence est bien le même, mais sa direction varie dans les deux cas. Ce qui a causé la confusion, c'est que la plupart des observations sont muettes à ce dernier point de vue ; aussi avons-nous dû recourir à l'expérimentation pour appuyer les résultats fournis par des faits cliniques trop peu nombreux.

Ces expériences faites à la Salpêtrière en 1875 (2), à Bi-

---

(1) Malgaigne. — *Traité des fractures et luxations*. T. I. p. 651.
(2) *Bull. Soc. anat.*, 1876, p. 123.

cêtre en 1876 (1), et aux Enfants-Assistés en 1878, ont porté sur plus de soixante sujets ; elles doivent être divisées en deux groupes principaux : dans l'un le traumatisme a été dirigé sur une crête iliaque, l'autre étant ou non soutenue ; dans le second, le choc a porté sur les deux ischions ou sur un seul.

I. FRACTURES PAR CHOC LATÉRAL.

Les chocs sur la crête iliaque peuvent être portés suivant trois directions différentes par rapport à l'axe vertical du corps : ils peuvent être dirigés soit obliquement de haut en bas, soit transversalement, soit obliquement de bas en haut, et ils déterminent des lésions diverses dans les trois cas.

I. Le choc dirigé obliquement de haut en bas et de dehors en dedans, c'est-à-dire suivant une ligne qui continuerait la direction du segment supérieur de l'os iliaque, détermine une lésion qui ne paraît pas avoir été observée cliniquement et qui, si elle s'est présentée, a pu être confondue, en raison de ses caractères, avec une simple contusion. Dans trois fractures de ce genre, produites par la percussion d'un fort maillet de bois, les lésions étaient à peu près identiques. Le choc avait porté sur la moitié antérieure de la crête iliaque, l'os s'était rompu à deux ou trois centimètres au-dessous de la crête, et, dans deux cas, le trait de la fracture, parti de l'échancrure comprise entre les deux épines iliaques antérieures, se dirigeait d'abord horizontalement, puis allait rejoindre, par une courbe allongée, la partie moyenne de la crête ; dans l'autre cas, la fracture s'arrêtait avant d'atteindre cette crête (*Fig. 1*), et était croisée par un autre trait oblique.

____

(1) *Bull. Soc. anat.*, 1877, p. 430.

Dans tous les cas, la partie inférieure amincie de l'os iliaque a pénétré, dans une étendue plus ou moins grande, dans l'épaisseur de la crête dont les lames compactes s'écartent sensiblement ; sur une pièce où le fragment mobile avait été déjeté un peu en dehors, les lames internes des

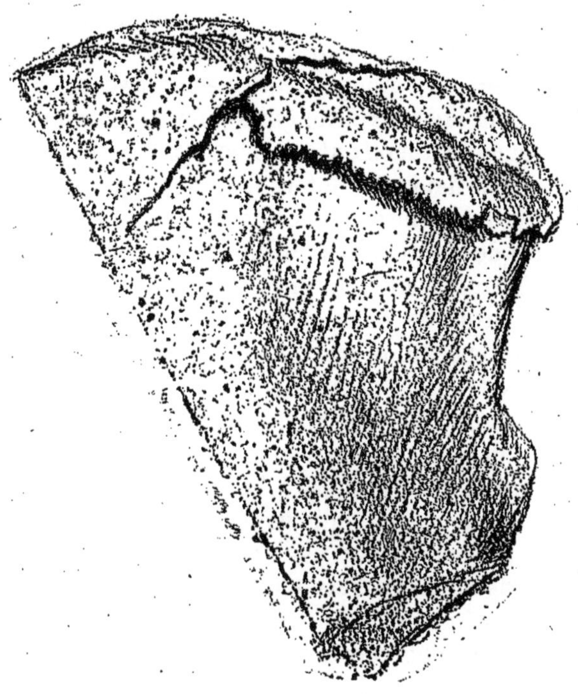

Fig. 1. — Partie antéro-supérieure de la fosse iliaque interne avec une fracture par pénétration de la crête iliaque.

deux fragments s'étaient pénétrées réciproquement à leur partie postérieure.

La pénétration était toujours suffisante pour empêcher la mobilité, et la lésion n'aurait dû se traduire sur le vivant que par l'épaississement de la partie antéro-supérieure de l'os et par l'abaissement de l'épine iliaque supérieure qui tend à se rapprocher de l'épine pubienne.

II. Si la violence est, au contraire, dirigée obliquement

de bas en haut et de dehors en dedans, c'est-à-dire dans une direction à peu près perpendiculaire à la fosse iliaque externe, on détermine la lésion connue depuis Duverney sous le nom de fracture en travers de l'os des iles. Le choc détache un fragment plus ou moins considérable de la partie antéro-supérieure de l'os : le trait de la fracture est curviligne, à convexité inférieure, ou quelquefois horizontal dans sa portion antérieure. Les deux lames compactes de l'os peuvent être rompues au même niveau ; mais le plus souvent la lame externe qui a subi la première l'effet du redressement au moment du choc et a cédé la première, s'est brisée plus haut que l'interne, de sorte que le fragment mobile est taillé en biseau aux dépens de sa face externe : la différence de hauteur des fractures des deux lames peut aller jusqu'à trois centimètres.

Dans cet ordre de faits, la relation de la direction du choc avec la forme de la fracture n'est pas seulement mise en lumière par l'expérimentation, des faits cliniques bien observés viennent l'appuyer : je citerai d'abord le cas de Guérétin (1) dans lequel un homme tombe de douze pieds de haut ; il reste debout, mais à la fin de la chute, le haut de la cuisse et la crête iliaque gauche frottent violemment contre une borne ; il y eut une fracture de la crête iliaque qui fut guérie en vingt-deux jours, sans aucun accident ni du côté du bassin ni dans le reste de l'organisme. Je rapporterai en outre l'observation suivante :

OBSERVATION I. — La nommée Fl..., âgée de 45 ans, entre le 30 août 1876, dans le service de M. Alphonse GUÉRIN à l'Hôtel-Dieu (salle Saint-Maurice, n° 13).

Elle portait un paquet à chaque bras lorsqu'elle fut renversée de côté sur le bord du trottoir par une voiture qui venait derrière elle. C'est la hanche droite qui a porté sur le pavé. Une des roues de la voiture a passé sur le bassin, en se dirigeant de bas en haut et d'arrière en avant par rapport à l'axe vertical du corps, de sorte que le poids, avant de porter sur la crête iliaque gauche, a porté sur le trochanter où il existe une ecchymose avec dénudation du derme se pro-

---

(1) *Presse médicale*, 1837, n° 6, p. 43.

longeant obliquement vers la crête iliaque sous la forme
d'une bande de trois centimètres de large. La malade put se relever et faire quelques pas, mais elle dut bientôt se faire
transporter à l'hôpital en voiture.

La malade se plaint d'une douleur au haut de la cuisse
droite où l'on voit, au niveau du grand trochanter, une ecchymose grande comme une pièce de 5 francs et qui a été déterminée par la pression du sol. Du même côté, on trouve encore
une légère douleur à la pression du niveau de l'articulation sacro-iliaque. Mais la douleur la plus vive est sur la partie antérieure de la crête iliaque gauche : ici la douleur est spontanée et
exaspérée par la moindre pression et par le plus petit mouvement de la cuisse gauche. Les mouvements d'adduction, de rotation et d'abduction sont très pénibles, mais le mouvement de
flexion de la cuisse sur le bassin est absolument impossibe ;
quand la malade essaie de le produire on entend un craquement vers la crête iliaque. En saisissant cette dernière on
sent que sa partie antérieure, dans une étendue de dix centimètres, quoique restée dans sa direction normale, présente
une grande mobilité avec crépitation manifeste.

Le toucher vaginal permet de sentir les deux branches
descendantes du pubis et de rechercher par la pression com-
binée sur la partie postérieure du corps du pubis et sur la
crête iliaque saine, s'il existe une solution de continuité à la
partie antérieure du bassin, trahie, soit par un déplacement, soit
par une inégalité ou une mobilité anormale, soit par une douleur localisée. Il n'existe rien de semblable.

On applique un appareil silicaté pour fixer le bassin et le
membre inférieur gauche. Je n'ai pas revu la malade qui est
sortie guérie le 16 octobre.

Dans ce cas, on percevait nettement le phénomène déjà
observé par Leveillé, la crépitation provoquée par la con-
traction des muscles qui s'insèrent au fragment détaché.
La mobilité était facilement reconnue sans recourir à la
précaution conseillée par Duverney (1), de placer le malade sur le côté sain, de lui faire pencher la poitrine et le
ventre en avant et fléchir les cuisses pour relâcher les
muscles. Le déplacement manquait, mais on a pu en constater de très variables suivant l'intensité du choc ; généralement le fragment mobile est déplacé en dedans, mais

---

(1) *Traité des maladies des os*, 1751. T. I, p. 282.

on a pu aussi le trouver plus ou moins élevé par les muscles abdominaux. Une violence considérable peut amener une fracture comminutive analogue à celle qui a été observée par Lachèze (1), elle est néanmoins susceptible de guérir si les organes abdominaux ne sont pas lésés.

III. Quand un traumatisme agit transversalement sur la crête iliaque, il détermine la double fracture verticale de Malgaigne, ou des désordres qui s'en rapprochent : le siège des lésions antérieures et postérieures peut varier notablement ; quelquefois, une luxation remplace une fracture, enfin il peut arriver qu'on ne trouve en arrière aucune lésion appréciable, comme dans le fait suivant, que nous avons observé en 1875 dans le service de M. Charcot.

Observation II. — Une femme de 87 ans avait été admise dans le service de M. Charcot, salle Saint-Paul, n° 6, pour un embarras gastrique.

Le 19 août on la plaça sur un lit neuf. Elle y était à peine depuis quelques instants qu'un léger mouvement la fit rouler à terre. Ses voisines ont raconté qu'elle était tombée sur la hanche gauche, et qu'elle était restée sur le côté, les pieds retenus en haut par les couvertures et la main droite accrochée aux rideaux jusqu'à ce qu'on vint la relever.

Au moment de la chute, elle avait poussé de grands cris ; elle continua à gémir une fois replacée dans son lit où elle conserva une immobilité complète. Elle se plaignait de souffrir tout le long de la face interne de la cuisse gauche et elle portait souvent ses mains au bas-ventre du même côté.

Une demi-heure environ après l'accident, elle commença à avoir des vomissements alimentaires d'abord, puis bilieux, qui se répétèrent une dizaine de fois dans les deux heures qui suivirent, puis cessèrent. La malade tomba ensuite dans une espèce de stupeur qui donna le change et on ne s'occupa plus d'elle. Vers une heure du matin, on entendit de nouveau quelques gémissements ; mais quand on accourut pour la secourir, elle était morte. Dix heures s'étaient écoulées depuis la chute.

Autopsie. — Au niveau de la partie antérieure de la crête iliaque gauche, la peau présente une ecchymose avec destruction de l'épiderme de 5 centimètres environ de long sur 15

---

(1) *Arch. gén. de méd.*, 1828. T. XVII, p. 307.

centimètres de large, suivant la direction de la crête osseuse. On trouve une autre ecchymose moins étendue sur la partie externe du coude du même côté ; et une troisième, large comme une pièce de 2 francs, au niveau du condyle fémoral gauche.

Dans l'*encéphale* et dans les organes thoraciques il n'existe

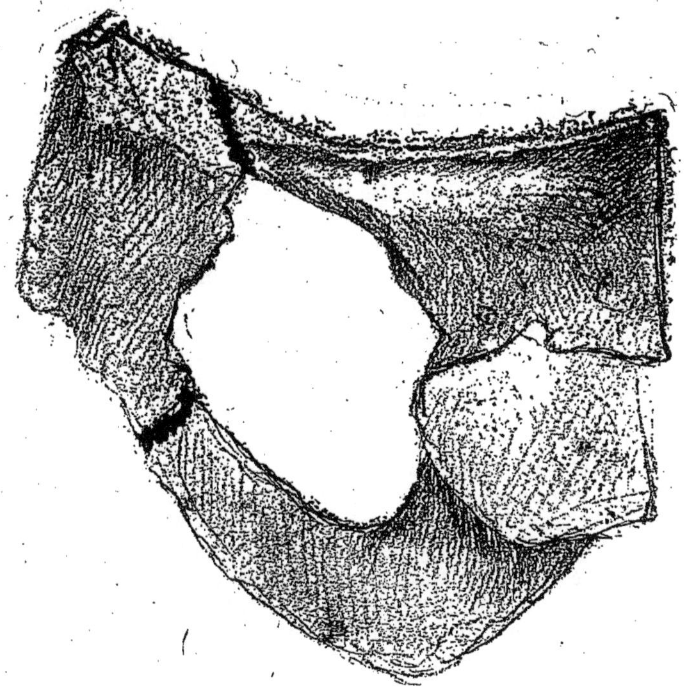

Fig. 2. — Portion antérieure de l'os iliaque gauche vue un peu obliquement de haut en bas et d'avant en arrière. On voit une fracture oblique d'avant en arrière et de dehors en dedans sur la branche horizontale du pubis, et une autre fracture sur la branche descendante..

aucune lésion capable d'amener une mort aussi prompte ; les poumons sont seulement un peu engoués.

Le *foie*, les *reins*, la *rate* ne présentent non plus rien de particulier. L'*intestin* est distendu par des gaz dans toute son étendue, sauf dans la partie inférieure, à partir de l'angle gauche du côlon jusqu'au rectum où il est rétracté. Le péritoine est fortement injecté, surtout dans sa portion sousombilicale. Dans le cul-de-sac utéro-rectal, on trouve environ 100 grammes de liquide roussâtre.

Au niveau de la *vessie*, qui est à peu près vide, on voit une plaque qui s'étend vers la gauche, au-dessus du pubis, d'une coloration rouge noire, dépolie, mais sans solution de continuité apparente. Une incision, faite en ce point sur le péritoine, montre que cette plaque forme la limite d'un épanchement sanguin d'un centimètre d'épaisseur, qui s'étend depuis le bord interne du psoas gauche et dépasse à droite la symphyse pubienne. La vessie et le tissu cellulaire sont refoulés en arrière de la collection qui recouvre directement le périoste. Quand on a enlevé ce sang caillebotté, on sent une petite saillie rugueuse en dehors et à gauche de la symphyse. Il y a une fracture de la branche horizontale du pubis.

En essayant de rapprocher les deux épines iliaques, on peut produire un chevauchement de deux ou trois millimètres. C'est le fragment externe qui glisse en arrière de l'autre et tend à se rapprocher de la ligne médiane ; l'interne fait saillie en avant et en dehors. Comme on peut le constater encore sur la pièce sèche, les deux fragments sont taillés en biseau, l'interne aux dépens de sa face postérieure, l'externe aux dépens de sa face antérieure (*Fig. 2*).

Le bassin ne présente aucune solution de continuité en arrière. L'articulation sacro-iliaque est seulement un peu relâchée, et c'est ce relâchement qui explique le peu de mobilité qui existe.

Le bassin ayant été enlevé avec les parties molles, j'ai disséqué avec soin la région obturatrice et j'ai pu examiner la fracture du pubis portant sur les deux branches. — La fracture de la branche descendante est située à 27 millimètres de la symphyse et est à peu près transversale. La fracture de la branche horizontale, oblique de dedans en dehors et d'arrière en avant, est située à 1 centimètre seulement de la symphyse en arrière, tandis qu'en avant, elle s'en écarte de 2 centimètres et demi et entame la gouttière sous-pubienne dans sa partie interne. A ce niveau, on pouvait voir une des veines accompagnant l'artère obturatrice rompue dans la moitié supérieure de son calibre. — Le nerf et l'artère ne présentent aucune altération apparente. La vessie qui ne contient que quelques gouttes d'urine normale est intacte ; il en est de même de l'urèthre qui n'offre aucune déchirure.

Nous avons eu recours à l'expérimentation pour nous assurer si, en se plaçant dans les mêmes conditions, on pourrait reproduire la même lésion. Nos expériences, faites à la Salpêtrière sur 38 femmes et à Bicêtre sur 9 hommes, doivent être divisées en deux groupes : dans le premier, la fracture a été produite par simple choc, le sujet étant précipité d'une hauteur variable sur une crête iliaque ; dans l'autre, la fracture a été déterminée par un écrasement latéral du bassin dont une crête iliaque était soutenue sur un corps résistant, tandis que l'autre soutenait un choc d'une intensité déterminée.

A. Quand nous nous sommes contenté de laisser tomber le cadavre sur un sol uni, nous n'avons jamais produit de fracture du bassin, parce que, dans ces conditions, le choc porte en même temps sur d'autres parties que sur la crête iliaque et son effet devient nul. On pourrait croire d'ailleurs qu'un choc latéral sur un plan résistant devrait toujours produire indifféremment soit une fracture du bassin, soit une fracture du col fémoral suivant l'angle d'incidence ; mais l'effet produit doit varier non seulement avec la direction de la chute, mais encore avec certaines dispositions anatomiques individuelles.

Nous avions été frappé des différences de formes des hanches chez plusieurs sujets et nous avons cherché s'il existe un rapport constant entre le diamètre bi-trochantérien et le diamètre bi-iliaque maximum ; de l'examen de 133 hommes et de 66 femmes, on peut conclure que les diamètres bi-iliaque et bi-trochantérien diminuent moins régulièrement par rapport à la taille à mesure que celle-ci s'élève, que les diamètres céphaliques et le diamètre bi-acromial. En outre, ces deux diamètres présentent entre eux des différences qui n'ont souvent aucun rapport avec la taille : chez l'homme, la différence de dimension des diamètres bi-trochantérien et bi-iliaque peut varier de 0 à 77 millimètres, elle est en moyenne de 34 millimètres ; chez la femme, elle est en moyenne de 32 millimètres, mais elle peut varier de 5 à 57 millimètres. On voit par là que des traumatismes identiques peuvent faire courir des chances diverses aux différents sujets, et qu'il était nécessaire d'expérimenter dans des conditions bien déterminées (1).

---

(1) Féré. — *Etude comparée des diamètres bi-trochantérien et bi-iliaque ;* (Rev. d'Anthropologie, 1880.)

Si, au lieu de laisser tomber le cadavre librement, on a soin de diriger la crête iliaque sur un billot rectangulaire placé à terre, une chute de cinquante à soixante centimètres de hauteur suffit pour produire une fracture du bassin sur une femme ayant dépassé 70 ans ; mais si on répète ces expériences sur des sujets plus jeunes, au-dessous de 50 ans par exemple, bien que le choc soit plus violent à cause du poids généralement plus considérable des cadavres, on n'obtient aucun résultat ; on n'obtient rien non plus chez les hommes mêmes beaucoup plus âgés. Pour opérer la précipitation, le cadavre devait être tenu à chaque extrémité par l'expérimentateur et un aide, et la hauteur de la chute ne pouvait être augmentée proportionnellement à la résistance du sujet. Du reste, les essais tendant à augmenter la hauteur de la chute devaient rester infructueux, parce qu'alors la partie supérieure, la plus pesante du cadavre, avait le temps de prendre l'avance et l'épaule avait atteint le sol avant que la crête iliaque n'eût atteint le billot.

Ces insuccès permettaient cependant de soupçonner que la résistance du bassin peut varier avec l'âge et avec le sexe.

B. Pour apprécier ces différences, nous avons eu recours au procédé suivant : le sujet est placé de champ, une crête iliaque reposant sur un billot, tandis que l'autre regarde directement en haut. Une poulie étant fixée à une poutre au faîte de l'amphithéâtre, on suspend une pierre à peu près régulièrement cubique, d'un poids connu, et attachée de telle façon que sa face inférieure reste sensiblement parallèle au sol. Cette masse est mue à l'aide de la poulie le long d'une pièce de bois graduée en centimètres. Avec ce très simple appareil, on peut facilement calculer la *puissance vive* employée pour produire la fracture, puisqu'on connaît le poids de la masse qui tombe et la hauteur de la chute.

Voici les résultats obtenus après quelques tâtonnements qui consistaient à commencer par des chocs faibles ne pouvant pas produire la fracture et à augmenter jusqu'à la production du craquement caractéristique : 1° sur un seul sujet du sexe masculin, âgé de 52 ans une chute de 1 mètre 10 cent. a produit une fracture des deux branches du pubis sans déplacement, la partie postérieure du bassin était indemne. (Dans ce cas comme dans les deux derniers groupes d'expériences, le poids du corps contondant était de 23 kilog. 500 gr.).—2° Sur trois hommes de 56 à 63 ans, un poids de 26 kilog. 200 gr. devait tomber de 80 centimètres en moyenne pour produire une fracture.— 3° Sur dix femmes de 38 à 52 ans, le bassin n'a cédé que quand la hauteur de chute (poids : 23,5) a été de 70 centimètres en moyenne. — 4° Sur dix femmes de 70 à 87 ans, la fracture s'est produite avec une chute de 45 centimètres environ.

Si l'on veut calculer la force vive ($F = PH$) employée dans les quatre cas, on aura :

1° Chez 1 homme de 52 ans, $23,5 \times 1,10 = 25$ kilogrammètres 85
2° Chez 3 hommes de 56 à 63 ans, $26,2 \times 0,80 = 20$ —   96
3° Chez 10 femmes de 38 à 52 ans, $23,5 \times 0,70 = 16$ —   45
4° Chez 10 femmes de 70 à 87 ans, $23,5 \times 0,45 = 10$ —   57

On pourrait rechercher la force totale employée pour la production de la fracture, mais le résultat définitif serait nécessairement erroné puisque l'élasticité du bassin a été négligée. Les chiffres 25, 20, 16, 10 suffisent d'ailleurs pour indiquer la différence de résistance du bassin suivant le sexe et l'âge.

L'excessive fragilité du bassin, chez les sujets âgés, peut encore être démontrée par l'expérience suivante : Ayant pris le cadavre d'une femme de 84 ans et ayant placé la crête iliaque gauche contre le bord d'une table de pierre, tandis que je pressais contre la droite avec ma propre hanche, un effort peu considérable m'a suffi pour produire une double fracture verticale du bassin. Cette fragilité considérable du bassin chez la femme, de même que la fragilité du col du fémur et l'atrophie sénile symétrique des pariétaux, plus fréquente chez la femme, nous a paru en rapport avec la raréfaction sénile plus précoce chez elle, en raison de l'évolution plus rapide de son squelette (1).

Dans tous les cas, que la fracture ait été produite par une simple chute ou par un choc sur le bassin soutenu du côté opposé, les lésions ont toujours présenté la plus grande analogie. Les fractures siègent à peu près constamment du côté qui a supporté directement le choc ; il n'y a eu à cette règle que trois exceptions sur trente-six expériences et toutes les trois chez des femmes et toujours lorsque le bassin était soutenu du côté opposé au choc. Cette variété est peut-être due à une certaine obliquité de la direction de la violence dans le sens antéro-postérieur ; nous avions noté, en effet, que, dans ce cas, la crête iliaque qui devait supporter le choc au lieu d'être dirigée directement en haut s'était déviée un peu en avant, de sorte que le bassin avait été pressé un peu obliquement ; mais nous ne trouvons pas là une explication suffisante.

Dans deux cas seulement il y a eu luxation en arrière du pubis du côté frappé, le fibro-cartilage était resté attaché au pubis du côté opposé (nous avons négligé de noter s'il existait dans ces cas une configuration spéciale du détroit supérieur, permettant d'expliquer cette variété). Dans tous les autres cas, il y avait une fracture offrant une direction constante, oblique de dehors en dedans et d'avant en arrière (*Fig. 2*). La direction, toujours la même, du trait de la fracture indique que dans cet ordre de faits le déplacement doit se faire toujours dans le même sens ; c'est ce qui a lieu en effet : le fragment externe glisse en arrière et en dedans tandis que l'interne reste en place et fait saillie en avant ; il est possible d'obtenir par la pression une réduction du diamètre bi-iliaque et de rapprocher de la ligne médiane l'épine iliaque du côté rompu. M. Chabourau (2), qui a utilisé ces expériences, a bien montré l'importance de

---

(1) Féré. — *Atrophie sénile symétrique des pariétaux* (Bull. Soc. anat., 1876, p. 485). — *Recherches sur la pathogénie et l'anatomie pathologique du cephalæmatome* (Revue mensuelle de méd. et chir., 1880, p. 119).

(2) Chaboureau. — *Des ruptures de la vessie dans leurs rapports avec les fractures du bassin*. Thèse de Paris, 1878.

cette disposition des fragments dans la pathogénie des ruptures de la vessie qui, dans ces cas, est atteinte par le fragment externe ; tandis que dans les fractures du bassin produites par des mécanismes différents, la rupture se fait par des procédés tout autres (1).

Quant au siège de la fracture du pubis, il peut varier dans une certaine mesure : dix-sept fois elle siègeait sur le corps même de l'os dans les expériences sur les femmes et treize fois seulement sur les branches, tandis que chez les hommes la lésion a toujours porté sur les branches.

La fracture du corps du pubis est à peu près verticale ou un peu oblique de haut en bas et de dedans en dehors ; sur la table externe, elle est très voisine du trou ovale, tandis que sur la table interne, elle se rapproche plus ou moins de la symphyse. Quand la fracture porte sur les branches, elle porte toujours sur la moitié interne de la branche horizontale. Dans ces cas, la gouttière sous-pubienne est ouverte et les vaisseaux obturateurs peuvent être atteints, comme notre observation II en montre un exemple. Le nerf obturateur lui-même n'est pas à l'abri sinon de la déchirure, du moins de l'irritation qui peut se traduire par des douleurs apparaissant immédiatement après l'accident ou pendant le travail de consolidation, comme dans l'observation III. La possibilité de ces complications du côté des vaisseaux et nerfs obturateurs, des lésions de la vessie et de l'urèthre, indique que la pression bilatérale exploratrice doit être faite avec une certaine réserve.

La branche descendante du pubis se rompt en général à trois ou quatre centimètres au-dessous de la symphyse : le trait de la fracture est le plus souvent horizontal ou un peu oblique en bas et en dedans suivant la largeur, quelquefois, il est aussi un peu oblique en bas et en arrière suivant l'épaisseur.

La fracture du pubis peut exister seule comme dans

---

(1) Barthelémy. — *Des complications vésicales des fractures du bassin* Bull. Soc. clinique, 1878, p. 248).

l'observation II, on ne peut alors qu'avec peine produire un chevauchement de quelques millimètres en cherchant à rapprocher les deux épines iliaques. Je n'ai pu obtenir expérimentalement que deux fois (femmes) la fracture isolée du pubis. Dans ces cas, le peu de mobilité qu'on obtient se passe dans l'articulation sacro-iliaque plus ou moins ébranlée ou même saine : on peut se convaincre que ces mouvements sont possibles sans qu'il y ait luxation sacro-iliaque, en enlevant un des pubis sur un cadavre et en essayant ensuite de rapprocher les deux épines iliaques, on obtient alors quelquefois une réduction notable du diamètre bi-iliaque, et si on exagère le mouvement, on produit brusquement une fracture du sacrum ou de l'os iliaque à sa partie postérieure. Ce léger degré de mobilité pourrait s'expliquer aussi par une fracture incomplète de l'os comme dans le cas de Habran (1) où la fracture de la partie postérieure de l'os iliaque paraît avoir porté seulement sur la table externe ; nous n'avons point produit de lésion de ce genre.

Presque toujours le traumatisme a été assez violent pour déterminer en même temps une solution de continuité à la partie postérieure du bassin. Dans huit cas (femmes), il y a eu disjonction de la symphyse sacro-iliaque ; trois fois, il y avait arrachement partiel de la surface articulaire de l'aile sacrée, au niveau de l'insertion du ligament inter-articulaire, le fragment détaché du sacrum n'ayant pas un centimètre d'épaisseur à son centre. Toujours les ligaments postérieurs et interosseux étaient rompus ou arrachés, tandis que le ligament antérieur si faible était resté intact, ce qui, d'ailleurs, s'explique bien par la direction du déplacement.

Chez les 21 femmes où il y a eu fracture en arrière, douze fois la lésion portait sur l'aile du sacrum, dans la ligne des trous sacrés et neuf fois sur la partie postérieure de l'os iliaque ; chez les trois hommes (Bicêtre) elle était aussi à la partie postérieure de la fosse iliaque ; de sorte

---

(1) *Bull. Soc. anat.*, 1865, p. 681.

que, sur un total de 24 faits expérimentaux, on arrive à
avoir un chiffre exactement égal pour les deux variétés de
fractures. Quand la fracture siège sur l'os iliaque, elle est
située au voisinage de l'articulation sacro-iliaque, elle commence en haut à deux centimètres en dehors de l'articulation, divisant l'épaisseur de l'os obliquement de dehors en
dedans et d'arrière en avant et se dirige plus ou moins
verticalement vers le fond de la grande échancrure sciatique ; le fragment de l'os iliaque qui reste attaché au sacrum est toujours plus large en arrière qu'en avant. Dans
les cas de fracture de l'aile sacrée, nous n'avons jamais noté
l'existence des fragments secondaires signalés dans l'observation de Voillemier ; la fracture est un peu oblique d'arrière en avant et de dehors en dedans, et s'arrête le plus souvent au troisième trou sacré pour aller ensuite rejoindre
l'échancrure sciatique.

La double fracture verticale du bassin, produite par un
choc latéral et à peu près directement transversal, nous
paraît donc se produire en deux temps : 1° dans le premier
temps, la pression tend à modifier la courbure du cercle
osseux, à aplatir transversalement le bassin qui cède dans
le joint le plus faible, le pubis. Si l'intensité du choc est
peu considérable, la fracture du pubis peut rester simple ;
2° le deuxième temps se produit si la violence continue ;
elle agit alors sur l'os iliaque devenu libre en avant comme
sur un bras de levier et finit par rompre le sacrum ou la
partie postérieure de l'os des îles, par exagération de courbure de la moitié latérale du bassin.

Dans les cas où la violence a agi sur le bassin fixé contre
le sol, l'effort pour rapprocher les deux extrémités de l'axe
transversal est bien évident, on peut dire qu'il y a *écrasement latéral du bassin*, mais le mécanisme est en tout
semblable dans la fracture par simple choc ; et si on peut
rencontrer exceptionnellement, à la suite de violences
extrêmes, une fracture esquilleuse du sacrum, cette sorte
d'écrasement est absolument accessoire, consécutive et ne
mérite pas de faire donner à tout ce groupe de lésions le
nom de fractures par *écrasement du sacrum*, comme l'a

fait Voillemier. Cette dénomination de fracture par écrasement du sacrum nous paraît devoir être rejetée parce
qu'elle semble indiquer que la rupture du sacrum est le
fait initial, ce qui n'est pas et ne paraît pas possible, car il
faudrait non seulement un écrasement du sacrum, mais
encore une pénétration réciproque des deux fragments
pour permettre une exagération de courbure de la partie
antérieure du bassin suffisante pour en amener consécutive-
ment la rupture. Je me permettrai, d'ailleurs, d'élever un
doute sur l'une des observations rapportées par M. Voillemier (1), où il s'agit d'un individu qui fut « pris sous un
éboulement de terre considérable » qui l'aurait frappé au
côté ; or, un éboulement de terre est peut-être plus capable
de produire des pressions multiples que d'agir sur un point
unique, et il n'est point étonnant que les lésions observées
sur ce sujet aient différé de celles que nous avons décrites ;
dans l'autre fait, au contraire (2), l'action du traumatisme a
été bien nette, le blessé a été pris par les hanches entre deux
tampons de wagon, et il a présenté tous les signes des lésions unilatérales analogues à celles que nous avons observées et produites expérimentalement.

En somme, on voit que les traumatismes qui agissent
transversalement sur le bassin peuvent déterminer des
lésions variables dans une certaine mesure, à la fois par
leur nature et par leur siège, soit en avant, soit en arrière.
Si le diagnostic en est facile lorsqu'il y a un déplacement
considérable, il n'en est plus de même lorsqu'il n'y a aucune déviation appréciable, comme dans l'observation suivante.

OBSERVATION III. — Le nommé Gh... Louis, journalier, âgé
de 38 ans, entre le 24 septembre à l'hôpital Necker, salle Saint-
Pierre, n° 38, service de M. BROCA, suppléé par M. CH.
MONOD.

G. était en train de mettre la chambrière sous l'arrière d'un
tombereau chargé de briques quand celui-ci se renversa. G...

---

(1) Voillemier. — *Clinique chirurgicale*, p. 108.
(2) *Ibid.*, p. 112.

tomba sur le côté gauche et la partie postérieure du tombereau porta sur sa crête iliaque droite pendant qu'une grande quantité de briques s'écroulaient sur lui.

A son entrée, on constate de nombreuses ecchymoses à la face, et une plaie continue à la partie interne du pied droit.

Vers la partie moyenne de la crête iliaque droite, il y a une ecchymose violette large comme la paume de la main, qui se prolonge sur la paroi abdominale ; au niveau du grand trochanter gauche, on voit une légère éraillure de peau. Le pli de l'aine du côté droit est presque complètement effacé ; on sent superficiellement une nappe très nettement fluctuante qui s'étend sur toute la région. La pression superficielle n'est que peu sensible ; mais si on déprime assez fortement la peau on provoque une douleur assez vive et il semble que l'artère fémorale batte plus superficiellement que de l'autre côté ; si on déprime davantage encore pour explorer la branche horizontale du pubis, on provoque une douleur extrêmement intense sur un point limité à cinq centimètres en dehors de la ligne médiane, où on sent une irrégularité de la surface osseuse. A la partie postérieure, on provoque par la pression une douleur vive sur une ligne verticale partant du fond de l'échancrure sciatique, à 7 centimètres en dehors de la ligne médiane et remontant jusqu'à la crête iliaque ; il n'y a pas d'ecchymose dans cette région. En pratiquant le toucher rectal, on sent, à peu près à l'union de la branche ascendante de l'ischion avec la branche descendante du pubis, une petite irrégularité, et la pression provoque en cet endroit une douleur extrêmement vive. Si on fait fléchir la cuisse sur le bassin et la jambe sur la cuisse, et que l'on donne avec la paume de la main une forte secousse sur la partie supérieure du tibia, le malade n'éprouve qu'une faible douleur sur les points indiqués ; la pression transversale est un peu plus douloureuse, mais encore peu sensible ; si on le fait lever, il peut se tenir debout, mais il ressent une douleur assez vive à la partie postérieure du bassin, au point déjà signalé comme douloureux à la pression. Il est placé dans une gouttière de Bonnet.

25 Septembre. — Peu de douleur spontanée, pas de troubles du côté des organes digestifs, la miction se fait normalement. Il éprouve une certaine difficulté à respirer dans la position horizontale ; mais cette gêne n'a rien à faire avec le traumatisme, le malade présente la déformation du thorax et tous les signes propres à l'emphysème pulmonaire.

6 Octobre. — L'épanchement sanguin de la région inguinale s'est affaissé, la peau a pris une teinte jaune verdâtre. On apprécie beaucoup mieux encore que l'artère bat plus superficiellement que de l'autre côté. Au niveau du point doulou-

3

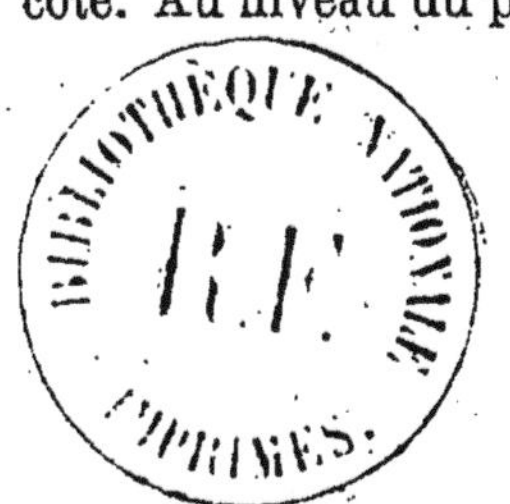

reux de la branche horizontale du pubis, on sent une saillie mousse extrêmement sensible. Par le toucher rectal on sent également un renflement au niveau du point douloureux de la branche descendante. A la partie postérieure la douleur persiste au même endroit, où on voit maintenant une plaque jaunâtre. Le malade se plaint de douleurs sur toute la face interne de la cuisse jusqu'au genou ; ces douleurs qui l'ont pris depuis la veille seulement présentent de temps en temps des exaspérations momentanées, elles ne sont pas augmentées par la pression sur le point d'émergence du nerf obturateur, mais elles semblent un peu soulagées par une légère flexion de la cuisse.

Le malade est maintenu dans la gouttière jusqu'au 18 octobre. Les douleurs le long de la face interne de la cuisse ont diminué, mais persistent encore avec les mêmes caractères. On sent toujours une saillie sur la branche horizontale et un renflement sur la face interne de la branche descendante, ces deux points sont toujours sensibles ainsi que le point postérieur. Il n'y a plus de traces d'ecchymoses ; on ne trouve plus que l'artère fémorale batte superficiellement. L'attitude du membre inférieur présente une particularité qui n'avait pas été notée au début, peut-être par oubli ; le pied est notablement dévié dans la rotation en dehors et on provoque de la douleur dans l'aine quand on cherche à le ramener dans sa position normale. Le malade peut se tenir sur ses pieds, mais le droit est toujours dévié en dehors ; en outre, au bout de quelques instants, la position debout devient très fatigante, le malade ressent une forte douleur dans l'aine et il se tient le tronc fortement fléchi ; puis la station devient impossible, à cause des douleurs au niveau des points précédemment indiqués, et principalement en arrière. La marche est impossible.

25 Octobre. — Les douleurs le long de la face interne de la cuisse ont disparu. Le malade peut marcher un peu, mais toujours en se tenant penché en avant à cause des douleurs. Même déviation du pied, même sensibilité aux mêmes points. Il a eu trois ou quatre fois une certaine difficulté à uriner, il ne pouvait pisser que debout.

12 Novembre. — Le malade marche beaucoup mieux, mais toujours un peu fléchi ; même déviation du membre inférieur. Même douleur prédominante au niveau de la lésion postérieure : cette douleur s'étend toujours sur la même ligne, à 7 centimètres en dehors de la ligne médiane. Quand il est placé sur son lit, aussi droit que possible, la mensuration faite successivement par plusieurs personnes donne les résultats suivants : 1° la distance de l'épine iliaque antéro-supérieure à la ligne médiane, est de 153 millimètres du côté blessé et de 157 de l'autre côté ; 2° la distance de la même épine au point où le bord inférieur de la dépression ombilicale est coupé par la ligne blanche, est de 173 milimètres du côté blessé et de 183 de l'autre côté.

Le malade part pour l'asile des convalescents de Vincennes le 17 novembre.

Il est revu le 30 décembre. Il marche à peu près droit, mais le pied droit est toujours porté en dehors. Il se fatigue vite et éprouve alors de la douleur à la partie postérieure du bassin, toujours au même endroit, la pression provoque encore de la douleur sur les deux points antérieurs. Les mensurations répétées donnent exactement le même résultat qu'avant sa sortie.

Il est revu encore à la fin de janvier, il marche toujours le pied en dehors et éprouve toujours de la douleur à la partie postérieure du bassin quand il se fatigue, mais la fatigue arrive moins vite.

On ne peut guère douter qu'il y ait dans ce cas fracture indirecte des deux branches du pubis sans déplacement ; et peut-être l'épanchement sanguin considérable qui a comblé le pli de l'aine pourrait-il être attribué à une rupture vasculaire, analogue à celle qui a été trouvée chez la malade de l'observation II. Quant à la lésion de la partie postérieure, il est plus difficile de déterminer le siège exact et par conséquent la nature : Voillemier raconte bien que ses deux premières observations de fractures du sacrum, dans la ligne des trous, avaient déjà été publiées avant l'autopsie par Tavignot comme des luxations sacro-iliaques, mais il n'indique pas de moyen de les différencier ni de les distinguer de la fracture de la partie postérieure de l'os iliaque. Dans ce cas, la lésion ne semble pas pouvoir avoir porté sur la ligne des trous sacrés, car la douleur fixe était ressentie en arrière, sur une ligne à peu près verticale située à 7 centimètres en dehors de la ligne médiane ; or, sur le sacrum le plus large que nous ayons pu mesurer, le trou sacré supérieur, le plus éloigné de la ligne médiane, n'en était pas distant de 3 centimètres. En outre, en arrière de la ligne indiquée, sur les épines iliaques postérieures, la pression ne provoquait pas de douleur, ce qui semblerait devoir exister dans le cas de luxation sacro-iliaque ; et nous sommes portés à croire qu'il s'agit plutôt d'une fracture de la partie postérieure de l'os iliaque. Nous avons voulu rechercher si, sous l'influence de la marche, le fragment médian ne remonterait pas dans une certaine mesure, mais nous n'avons rien pu constater de semblable (1).

IV. Il est une circonstance dans laquelle la pression transversale ne détermine ni la *double fracture verticale de l'os iliaque*, ni la double fracture verticale du bassin portant sur le sacrum et sur la partie antérieure de l'os iliaque. Sur une petite fille de 6 ans, à la Salpêtrière, j'avais vu une pression latérale produire une fracture transversale de l'ilion. Mais, dans ce cas, j'avais remarqué que, sous l'effort, les deux épines iliaques s'étaient rapprochées de près de trois centimètres, avant que l'os ne se soit brisé ; la direction de la fosse iliaque s'était donc changée pendant l'expérience, de sorte que la force n'agissait plus sur la crête, mais bien sur la face externe de l'os, exactement comme lorsqu'on la dirige obliquement de bas en haut et de dehors en dedans sur un bassin d'adulte. L'expérience a été répétée plusieurs fois à l'Hospice des Enfants assistés, sur des enfants du même âge, mais je n'ai obtenu le même résultat que sur un seul sujet ; dans les autres cas, la pression déterminait une réduction considérable du diamètre bi-iliaque, mais l'effort a été insuffisant pour vaincre l'élasticité du bassin.

---

(1) Les mensurations précises sont d'ailleurs très difficiles, d'abord parce qu'on ne peut qu'avec peine déterminer un point fixe sur le vivant, et ensuite parce que, sur le squelette, on peut trouver une différence qui peut aller jusqu'à 1 centimètre entre les distances des épines iliaques et pubiennes des deux côtés.

II. Fractures par chute sur le siège

Un certain nombre d'observations montrent que la double fracture verticale du bassin peut être produite autrement que par un choc latéral, et qu'elle est déterminée quelquefois par une chute sur les ischions et peut-être même par une chute sur les pieds. Il faut dire, toutefois, que la plupart de ces faits sont contestables au point de vue de l'interprétation exacte du mode de production ; et, dans ceux de Voillemier en particulier, qui peuvent cependant compter parmi les plus précis, on ne trouve pas une détermination nette du point qui a supporté le choc, on peut soupçonner seulement que la chute a eu lieu sur le siège (1). Cette détermination doit être, du reste, impossible à établir rigoureusement dans la plupart des cas, car, dans ces précipitations d'un lieu élevé, la brusquerie et la violence du traumatisme empêchent le blessé de se rendre compte des conditions de la chute, qui sont aussi difficilement appréciées par les assistants. Dans l'observation si souvent citée de Richerand, on ne reconnaît même pas, dans l'examen anatomique, le siège exact de la fracture. Aussi avons-nous pensé que l'expérimentation, qui permet de placer le sujet dans des conditions déterminées et à peu près fixes, pourrait encore servir à l'étude du mode de production et de la forme anatomique de ces fractures.

Nos expériences ont porté sur 26 hommes, tous âgés de 50 ans au moins (Bicêtre). Voici comment nous avons procédé :

Les membres inférieurs, fixés dans l'extension complète, sont relevés par un lien attaché autour du cou sur la face antérieure du tronc avec lequel ils forment un angle aigu. Le sujet est ensuite élevé par une poulie, à l'aide d'une

(1) *Clinique chirurgicale*, 1862, p. 80 et suiv.

corde passant circulairement au-dessous des aisselles, jusqu'à trois mètres du sol environ; le cadavre étant disposé pour que les ischions soient bien saillants et autant que possible sur le même plan, on le laisse tomber brusquement.

Dans les six premières expériences, il y eut, en même temps qu'une fracture du bassin, des fractures de la colonne vertébrale; une fois même, il y eut seulement fracture d'une vertèbre et de plusieurs os de la cage thoracique. J'ai pensé que ce résultat pouvait être dû à la flexion extrême des membres inférieurs sur le tronc, ce qui exagérait la courbure antérieure du rachis et le mettait dans des conditions plus favorables à une rupture. Dans les expériences suivantes, j'ai disposé les membres inférieurs de telle sorte qu'ils fissent un angle droit avec le tronc qui, au moment de la chute, était à peu près vertical.

Les fractures du rachis ne se sont plus produites que trois fois dans la suite. Je ferai remarquer, en passant, que c'est là un fait intéressant dans l'histoire des fractures indirectes de la colonne vertébrale; il a été mis en lumière par mon ami Bellemère, dans son excellent travail (1).

Bien que la hauteur de la chute ait été la même dans toutes les expériences, il nous a été impossible d'établir de relation entre l'âge des sujets et la gravité des lésions, parce que nous n'avons pas pu prendre le poids des sujets qui aurait pu nous permettre de mesurer l'intensité du choc.

Les résultats généraux de ces expériences doivent les faire diviser en deux groupes, dans lesquels les lésions diffèrent suivant qu'un seul ou les deux ischions ont porté sur le sol au moment de la chute.

I. Quand la chute s'est faite bien d'aplomb sur les deux ischions, ce qui est relativement rare, on observe des lésions qui, par leur gravité, varient suivant la résistance individuelle et, peut-être, suivant l'âge du sujet; mais

---

(1) Bellemère. — *Considérations sur les fractures indirectes de la colonne vertébrale.* Th. de Paris, 1877.

qui, par leur forme, peuvent se rapporter à un même
type : Fracture double du sacrum portant sur les lignes des
trous sacrés, et lésion du pubis variable, pouvant même
manquer. Les diverses fractures observées sont plus ou
moins complexes, mais la plus compliquée ne diffère de la
plus simple que par des lésions surajoutées, et on peut les
relier l'une à l'autre par des intermédiaires qui établissent
des degrés distincts et éclaircissent le mode de production.

Le premier degré ne s'est rencontré qu'une seule fois
dans le cours de nos expériences : il y avait une double
fracture du sacrum, suivant les lignes des trous sacrés,
sans aucun déplacement et sans lésion du pubis ; de chaque
côté, l'aile sacrée présentait, en avant et en arrière, une
fissure linéaire partant de la base du sacrum et descendant
jusqu'au troisième trou sacré, où elle se déviait brusquement pour aller rejoindre l'échancrure sciatique au-dessous
de la partie inférieure de l'articulation sacro-iliaque.

Le deuxième degré est montré par huit faits, dans lesquels il y avait encore une double fracture des ailes du sacrum, suivant la ligne des trous sacrés, mais avec un déplacement variable du fragment médian qui s'enfonçait
comme un coin entre les parties latérales ; et, à ces lésions
du segment postérieur du bassin s'en ajoutaient d'autres
siègeant sur le segment antérieur : dans deux cas, il y
avait diastasis de la symphyse pubienne ; dans un cas, le
pubis était fracturé dans son corps, immédiatement en dehors de l'épine pubienne, et, enfin, cinq fois il s'était rompu
dans ses deux branches. Dans les six derniers cas, le déplacement du fragment postérieur médian était plus pro-
noncé d'un côté que de l'autre, et, c'était du côté où le déplacement était le plus considérable que s'était faite la fracture du pubis ; cette asymétrie des lésions indique que la
chute, bien qu'ayant porté sur les deux ischions, n'avait
pas été directement verticale. Dans ces faits, comme dans
ceux de la série qui va suivre, le trait de la fracture du
corps du pubis ou de sa branche horizontale présente une
direction à peu près constante : presque toujours oblique
d'avant en arrière et de dedans en dehors, par rapport à la

ligne médiane; rarement antéro-postérieure ou esquilleuse, la fracture de la branche horizontale portait quatre fois sur cinq sur sa partie la plus externe. Nous reviendrons, plus loin, sur la fracture de la branche de l'ischion.

Quand le déplacement du fragment sacré médian qui supporte la colonne vertébrale était assez considérable pour que l'extrémité supérieure de l'os soit venue butter contre le sol, on trouve en même temps une fracture transversale du sacrum qui a porté, dans les deux cas où elle s'est présentée; sur la troisième pièce, le fragment inférieur est plus ou moins refoulé en avant et forme, avec le fragment supérieur, un angle à sinus antérieur plus ou moins ouvert. Mais nous reviendrons bientôt sur ce point.

II. Comme on le voit par les expériences de ce premier groupe, même lorsque la chute paraît s'être effectuée bien perpendiculairement sur les deux ischions, il est exceptionnel que la lésion soit absolument symétrique. Mais lorsque, ce qui est le plus ordinaire, la chute se fait un peu obliquement et porte à peu près exclusivement sur un seul ischion, la lésion du sacrum, quand elle existe, est unique, et on trouve une double fracture verticale du bassin du côté de l'ischion qui a porté le premier et le plus rudement.

Chacune des deux fractures présente des caractères spéciaux qui méritent de fixer l'attention. La fracture postérieure porte, on pourrait dire constamment, sur l'aile du sacrum. Le trait de la fracture, partant du bord supérieur de l'aile, se présente en avant et en arrière à peu près sur le même plan antéro-postérieur, et suit toujours la ligne des trous sacrés dans la première partie de son trajet; sur cinq sujets, nous l'avons vu suivre cette ligne sur toute sa longueur; mais il peut arriver que, parvenu au deuxième trou sacré, il abandonne brusquement sa direction primitive, et se dévie en dehors pour se porter vers l'échancrure sciatique au voisinage de la partie inférieure de l'articulation sacro-iliaque; nous avons rencontré trois faits de ce genre, et, dans un autre, la fracture descendait jusqu'au troisième trou sacré avant de se dévier en dehors. Enfin, on peut rencontrer une disposition pour ainsi dire mixte de la fracture qui a détaché l'aile du sacrum dans toute sa hauteur suivant la ligne des trous sacrés, et qui présente un trait accessoire qui part du deuxième trou sacré pour aller rejoindre l'échancrure, de sorte qu'il existe, entre les deux fragments principaux, un troisième petit fragment mobile, pyramidal, à sommet supéro-interne ; nous avons vu deux fois une semblable lésion : la fracture, qui va du deuxième trou sacré à l'échancrure, paraît consécutive et due à la pression du fragment médian du corps du sacrum qui, supportant tout le poids du corps transmis par la colonne vertébrale, tend à glisser sur le fragment externe, maintenu par le sol, par l'intermédiaire de l'ischion.

Dans le cas de chute sur un ischion, la fracture du sacrum, dans la ligne des trous sacrés, est de règle, et cette règle ne souffre que de rares exceptions : deux fois seulement, nous avons trouvé, à la place de la fracture postérieure, une luxation de la symphyse sacro-iliaque du côté du choc. Dans trois autres cas, il y avait une fracture de la partie postérieure de l'os iliaque, et ces dernières exceptions mériteront une description spéciale.

Si, laissant de côté ces quelques faits exceptionnels, on rapproche les lésions de la partie postérieure du bassin dans les doubles fractures verticales produites par chute sur le siège, de celles que l'on observe à la suite d'un choc latéral, on constate une notable différence qu'il peut être intéressant de connaître pour aider à déterminer pendant la vie le siège de la lésion. Ainsi, dans cette série des fractures par chute sur le siège, abstraction faite des fractures bilatérales du sacrum, nous avons seize lésions doubles du bassin portant sur le côté qui a supporté le choc ; dans quatorze cas où nous avons eu des doubles fractures verticales, onze fois la fracture postérieure porte sur la ligne des trous sacrés : cette localisation est donc de beaucoup la plus fréquente. La proportion est toute différente dans les cas de chocs latéraux ; sur trente-deux expériences, faites à la Salpêtrière sur des femmes, en éliminant les cas où il y a eu fracture du pubis seul et ceux où il y a eu en même temps luxation sacro-iliaque, il restait 21 observations relatives à de véritables doubles fractures verticales : en ajoutant à ces faits trois autres expériences faites à Bicêtre sur des hommes et dans lesquelles la fracture a porté sur la partie postérieure de l'os iliaque, au voisinage de la symphyse, on arrive à avoir un chiffre égal pour les deux variétés de fractures.

Ce résultat est contraire à l'opinion de la plupart des auteurs, qui admettent que, dans les doubles fractures verticales du bassin, quels que soient leur cause et leur mécanisme, c'est presque toujours la partie postérieure de l'os iliaque qui est rompue. Malgaigne ne cite à cette règle qu'une exception, le fait de Richerand. Voillemier a montré que la fracture de l'aile sacrée n'est pas aussi rare qu'on l'avait cru ; mais l'ensemble de nos expériences prouve que la fracture de l'aile sacrée, non seulement n'est pas rare, mais même que dans les cas de choc latéral, elle serait aussi fréquente que celle de la crête iliaque et que, dans le cas de chute sur le siège, elle serait pour ainsi dire la règle.

Passons maintenant à l'étude des lésions du segment antérieur du bassin. Le siège de la solution de continuité peut varier ; la fracture peut porter sur le corps même du pubis, mais ce fait est relativement rare, nous ne l'avons observé que deux fois, tandis que, dans dix expériences, elle portait sur les branches.

La fracture du corps du pubis ou de sa branche horizontale offre, suivant le plan antéro-postérieur, une direction à peu près constante : sur trois sujets seulement le trait de la fracture est à peu près directement antéro-postérieur, tandis que dans le reste des cas, il est oblique d'avant en arrière et de dedans en dehors, de sorte que le corps du pubis ou sa branche horizontale se trouve divisé parallèlement à la gouttière sous-pubienne (*Fig.* 5). Dans deux cas exceptionnels la fracture passait sur l'éminence iléo-pectinée, se continuait en arrière et en dehors jusqu'à la partie moyenne du détroit inférieur, traversait en avant la cavité cotyloïde pour se terminer un peu en arrière et au-dessus de la tubérosité ischiatique, où elle rejoignait le trait supérieur qui avait divisé de haut en bas la face interne de l'ischion. On voit que, même dans ces cas anormaux,

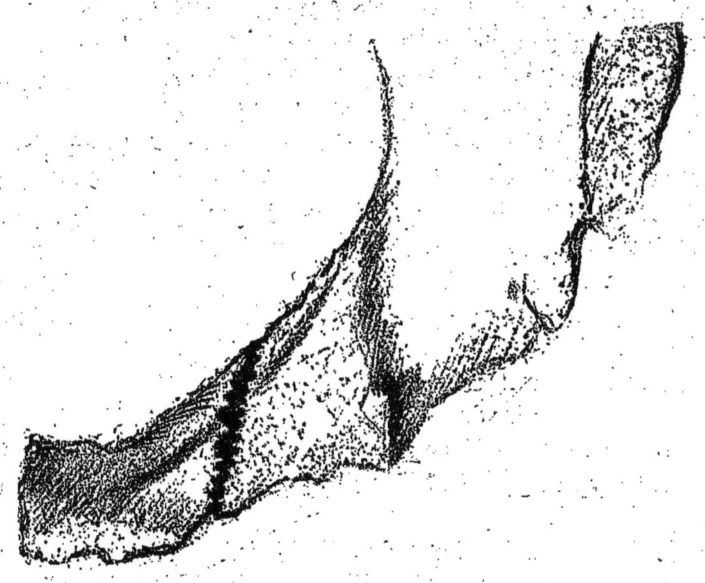

Fig. 3. — Partie antérieure de l'os iliaque gauche vue d'en haut. Fracture de la branche horizontale du pubis, oblique d'arrière en avant et de dehors en dedans.

la direction de la fracture antérieure est toujours la même, oblique d'avant en arrière et de dedans en dehors, de sorte qu'on ne peut jamais, à moins d'un déplacement considérable dans le sens vertical, obtenir par la pression latérale une réduction du diamètre bi-iliaque. Ce résultat constant est surtout intéressant si on le rapproche de ce qu'on voit dans la double fracture verticale par choc latéral ; alors, en effet, la fracture du pubis est oblique en sens inverse et on peut toujours produire une réduction du diamètre bi-iliaque.

Dans les cas de fracture des branches, la solution de continuité de la branche descendante est ordinairement horizontale jusqu'à un ou deux centimètres au-dessous de la symphyse. Deux fois, nous avons vu la tubérosité ischiatique divisée par une fracture verticale portant sur sa partie antérieure et allant rejoindre le bord inférieur du trou sous-pubien ; mais cette lésion coïncidait avec un écrasement de la tubérosité.

Je n'ai trouvé qu'une seule fois, avec une frature unilatérale du sacrum, la diastase de la symphyse pubienne. Une autre fois cette diastase coïncidait avec une fracture verticale de la partie postérieure de l'os iliaque.

Avec une double fracture verticale d'un côté, on peut trouver une fracture du pubis du côté opposé portant soit sur le corps (1 cas), soit sur les branches (1 cas). Ces fractures du pubis du côté opposé au choc présentaient une direction antéro-postérieure ; elles nous paraissent difficiles à expliquer, mais elles devaient être aussi signalées. Dans plusieurs faits de choc direct sur le pubis ou d'écrasement suivant l'axe antéro-postérieur, on a vu une forme de fracture analogue ; les deux pubis forment un fragment médian, et il existe en arrière une fracture secondaire pouvant porter sur la ligne des trous sacrés, ou encore une luxation sacro-iliaque.

Quel est le mécanisme des doubles fractures verticales du bassin par chute sur le siège ? Voillemier (1) l'explique ainsi : au moment de la chute, « le choc imprimé à l'os iliaque ne se transmet que faiblement au sacrum, et, *dirigé en haut*, il tend plutôt à faire glisser l'une sur l'autre les deux surfaces articulaires de l'os iliaque et du sacrum, à déchirer les ligaments et à produire une luxation sacro-iliaque. Cependant, si la violence est considérable, et si les ligaments résistent, elle finit par agir sur le sacrum, mais par l'intermédiaire des ligaments. Le sacrum est brisé, mais la fracture a lieu par *arrachement*. » Nous ne pouvons guère nous expliquer comment Voillemier a pu comprendre que, lorsque l'ischion vient frapper le sol, l'os iliaque peut être projeté en haut (2) assez violemment pour arracher l'aile du sacrum qui est supposé fixe : il ne nous

---

(1) *Loc. cit.*, p. 96.
(2) *Loc. cit.*, p. 95, 96, 98.

paraît pas nécessaire d'insister longuement pour démontrer que la violence agit précisément en sens inverse. Au moment de la chute, l'ischion est arrêté brusquement et l'os iliaque devient fixe; tandis que le sacrum qui supporte le poids du corps par l'intermédiaire de la colonne vertébrale tend à continuer son mouvement de descente. Mais l'aile du sacrum est retenue à l'os iliaque non seulement par des ligaments puissants, mais encore, en raison de la direction des surfaces articulaires, la différence de largeur du sacrum à sa base et à la partie inférieure de la surface articulaire est, en effet, de 25 millimètres en moyenne chez les Européens (1); il en résulte que le sacrum a plus de tendance à se rompre qu'à se séparer de l'os iliaque, et il se rompt dans le point le plus faible, c'est-à-dire sur la ligne des trous sacrés.

D'ailleurs, en admettant que la fracture se produise principalement, grâce à la résistance des ligaments sacro-iliaques, il n'en résulterait pas qu'elle méritât le nom de fracture par arrachement. Il n'y a pas, en effet, que la partie de l'aile sacrée qui donne insertion aux ligaments qui soit détachée du corps de l'os; dans ce cas, le rôle des ligaments nous paraît se borner à établir la continuité entre les os juxtaposés, et la fracture a lieu dans le point le plus faible.

Les doubles fractures verticales du bassin par chute sur le siège nous paraissent s'effectuer par l'enfoncement ou la pénétration de la partie moyenne du sacrum, qui supporte le poids du corps, entre les deux parties latérales qui sont séparées de la première par deux espaces largement perforés et moins résistants. Les lésions se produisent en deux temps : 1° dans le premier, le poids du corps transmis par la colonne vertébrale tend à enfoncer le corps du sacrum entre les deux ailes, et la rupture se fait dans les lignes des trous sacrés. Si les deux ischions ont porté et ont été arrêtés par le sol au même moment, la fracture du sacrum

---

(1) Bacarisse. — *Du sacrum suivant les sexes et suivant les races.* Thèse de Paris, 1873.

peut être double, tandis que, si un seul ischion a porté, la moitié latérale du bassin qui n'a point été arrêtée reste unie au corps du sacrum et continue à descendre avec lui, il n'y a qu'une seule fracture du côté où l'ischion a été fixé ; 2° c'est dans le second temps que se fait la fracture du segment antérieur. Cette fracture ne manque qu'exceptionnellement, mais cette exception est très utile pour montrer la succession des faits. Elle résulte de la pénétration du corps du sacrum entre les deux ailes. Les trous sacrés, en effet, ne sont pas disposés sur deux lignes verticales, mais ils forment d'une façon générale deux lignes obliques qui convergent vers la partie inférieure, de sorte que, dans le cas particulier, le corps du sacrum peut être considéré comme ayant la forme d'un coin dont la base est constituée par la surface articulaire vertébrale, qui est encore notablement plus large que l'espace compris entre les deux premiers trous sacrés (1). Il en résulte que l'enfoncement bilatéral ou unilatéral du corps du sacrum tend à repousser en dehors l'aile sacrée, et par conséquent à redresser la demi-circonférence du bassin du même côté ; or, la lame interne de l'os iliaque formant un arc d'un plus petit rayon, subit plus tôt l'influence du redressement, elle se rompt donc la première et plus près du sacrum : c'est ce qui explique comment la fracture antérieure présente généralement une direction oblique de dehors en

(1) Nous avons mesuré 50 sacrums appartenant à des sujets des deux sexes et à des races diverses, voici les moyennes que nous avons obtenues :
Largeur de la surface articulaire supérieure médiane................ 48^{mm}
Intervalle des premiers trous sacrés postérieurs.................... 36
— deuxièmes — 31
— troisièmes — 27
— quatrièmes — 26
Intervalle des premiers trous sacrés antérieurs.................. 31
— deuxièmes — 27
— troisièmes — 26
— quatrièmes — 24
Les intervalles des trous inférieurs peuvent présenter des variétés assez considérables chez quelques individus, mais cela importe peu à notre point de vue spécial, puisqu'il n'y a que la partie supérieure dont la pénétration joue un rôle important.

dedans et d'arrière en avant. — Accessoirement, lorsque
la pénétration du corps du sacrum entre les deux ailes est
considérable, le coccyx et la partie inférieure du sacrum
peuvent aller frapper le sol et alors il se produit une fracture secondaire, transversale, avec déplacement du fragment inférieur dans le sens de la concavité du sacrum.

III. — J'appellerai maintenant l'attention sur des faits
exceptionnels que je n'ai fait qu'indiquer plus haut, et dans
lesquels la fracture, produite aussi par chute sur le siège,
au lieu de porter sur l'aile sacrée, siégeait sur la partie
postérieure de l'os iliaque. Ils représentent une forme de
fracture qui ne paraît pas avoir été observée en clinique,
mais qui cependant offre un certain intérêt, en ce sens
qu'elle montre encore l'influence de la direction du choc
sur la forme anatomique des lésions.

Dans le premier, il existait une fracture du pubis droit,
oblique, comme d'ordinaire, d'avant en arrière et de dedans
en dehors, et en outre une fracture verticale de l'os iliaque
du même côté. L'os n'était pas rompu dans sa partie postérieure au voisinage de la symphyse sacro-iliaque, comme
dans les cas de choc transversal sur la crête iliaque, mais
à peu près à la partie moyenne de la fosse-iliaque. La fracture présente encore cette particularité que, dans sa moitié
inférieure, le fragment antérieur est taillé en biseau aux
dépens de sa face interne, le fragment postérieur présentant
une disposition inverse ; de sorte que le trait de la fracture
était situé six centimètres plus en avant sur la surface interne de l'os que sur l'externe ; les deux traits de la surface
interne et de la surface externe convergeaient de nouveau
vers le bord inférieur de l'os pour se réunir vers le fond
de l'échancrure sciatique.

Ce fait n'eut guère frappé s'il était resté isolé ; mais, dans
une autre expérience, il se produisit une fracture incomplète qui me paraît de nature à expliquer la forme et le
mode de production de la première. Sur la pièce, on voit
une diastase de la symphyse pubienne, dont le fibro-carti-

lage est resté attaché au pubis gauche. Le bord supérieur
du pubis droit est plus élevé de trois à quatre millimètres
que celui du pubis gauche. Sur l'os iliaque droit on trouve
une fracture qui part du milieu de la crête iliaque, descend
jusqu'à la partie inférieure de la fosse iliaque interne où

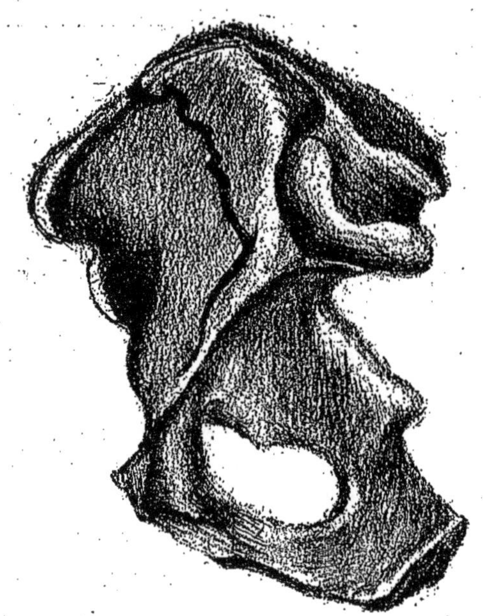

Fig. 4. — Fracture de la table interne de l'os iliaque droit (notre ami Budor a
dessiné l'os iliaque isolé pour simplifier la figure.)

elle s'arrête à trois centimètres en avant de la symphyse
sacro-iliaque, et à deux environ au-dessus de la ligne innommée ; jusque-là, le trait de la fracture de la face
externe correspond exactement dans sa direction générale
à celui de la face interne. A partir de ce point, au contraire,
on voit que, sur la surface interne de l'os, le trait de la fracture se dévie brusquement en avant pour devenir presque
horizontal et va se terminer au niveau de la ligne innommée,
à peu près à deux centimètres en arrière de l'éminence
iléo-pectinée (*Fig. 4*). Sur la surface externe, à partir du
même point, le trait de la fracture se dévie brusquement en

arrière pour aller se terminer dans la partie inférieure de la
symphyse sacro-iliaque (*Fig. 5*). En somme, la forme générale
de cette fracture représente un Y renversé dont la branche de bifurcation antérieure est figurée par la fracture de
la face interne, et la branche postérieure par la fracture

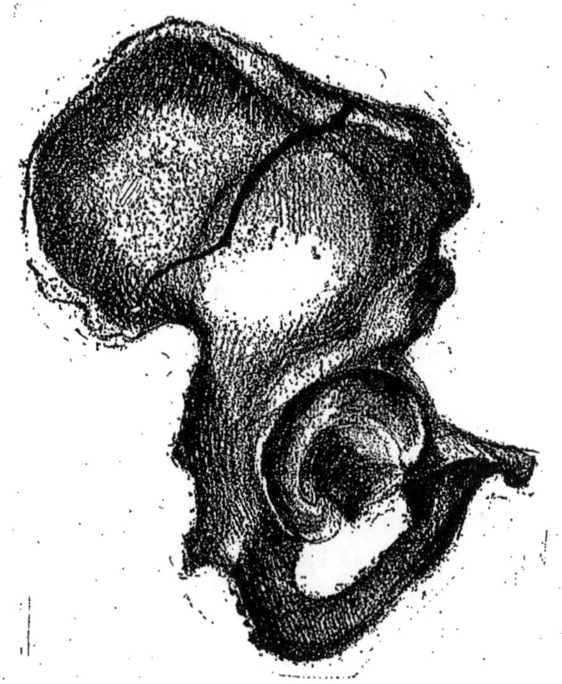

Fig. 5. — Fracture de la table externe du même os iliaque.

externe. Le sacrum est absolument intact ainsi que
tout le reste du bassin ; il existe seulement, sur le bord inférieur de l'os iliaque gauche, une petite fissure de deux
centimètres de longueur environ qui part de la symphyse
sacro-iliaque et n'atteint pas le fond de l'échancrure sciatique. Si on fait presser de bas en haut sur la tubérosité de
l'ischion du côté fracturé, ou si l'ischion étant fixé on
appuie sur le sacrum, si en un mot on cherche à reproduire l'action du traumatisme, on voit le pubis s'incliner

en avant pendant que le pubis du côté opposé s'abaisse ; et,
en même temps, il se produit un écartement dans la fracture de l'os iliaque, le bord supérieur du fragment antérieur
se porte en dehors ; la torsion de l'os iliaque s'exagère. La
pression agit d'autant plus efficacement que le bassin est
plus incliné à droite, et que la poussée est dirigée plus obliquement ; et si on continuait l'effort, la fracture se com-
pléterait et reproduirait la même lésion que dans le cas pré-
cédent.

La description des pièces suffirait pour montrer que,
dans ces cas, la fracture ne se produit point par le même
mécanisme que dans les cas ordinaires. Quand dans une
chute sur le siège, il se produit une fracture du sacrum
dans la ligne des trous, bilatérale ou unilatérale, suivant que
le choc a été plus ou moins verticalement sur le bassin, la
lésion est due à un enfoncement de la partie moyenne du
sacrum qui supporte le poids du tronc transmis par la
colonne vertébrale ; l'enfoncement du sacrum est produit
directement au moment du choc par la puissance qui se
trouve agir à peu près parallèlement à la ligne faible de
l'os, et par conséquent dans de bonnes conditions pour le
rompre. Ici, il en est tout autrement : le sacrum a résisté
au choc parce qu'il a été pris obliquement entre la puissance et la résistance, la violence n'agissant plus parallèlement à la ligne des trous sacrés n'a pu la briser ; l'ischion,
qui porte obliquement sur le sol au moment de la chute,
résiste au choc et maintient le pubis en lui transmettant la
force de la résistance, tandis que, d'autre part, le poids du
corps tend à faire descendre le sacrum et la moitié latérale
du bassin qui n'a pas porté, et à rompre la ceinture pelvienne
dans son point le plus faible. Il se produit soit une disjonction de la symphyse pubienne (2e cas), soit une fracture du
pubis (1er cas) ; et la force continuant son action tend à exagérer la torsion en dedans de la partie intérieure de l'os iliaque, pendant que la partie antéro-supérieure est rejetée en
dehors, et l'os commence à se rompre par sa partie supéro-
externe, par la crête. Ces *doubles fractures par torsion
de l'os iliaque*, déterminées par une chute portant sur un

seul ischion, ne peuvent se produire qu'à condition que
le segment postérieur du bassin ne cède pas au choc, et
elles sont subordonnées à la résistance de l'ischion. Le sacrum ne peut résister que si l'ischion porte plus obliquement que dans les catégories précédentes.

IV. — Dans un autre fait exceptionnel, il existait une
fracture de la branche horizontale du pubis, parallèle à la
gouttière sous-pubienne, et une fracture transversale de
la branche descendante, à deux centimètres au-dessous de
la symphyse. En arrière, on trouvait une autre fracture
incomplète, partant du fond de l'échancrure ischiatique, et
remontant à peu près verticalement jusqu'au milieu de la
fosse iliaque; l'angle formé par le bord postéro-inférieur
de l'os iliaque paraît avoir été écarté. Nous n'avons pas
pu nous expliquer le mode de production de ce fait isolé,
n'ayant rien remarqué de particulier dans les conditions
de la chute; mais des faits analogues pourront venir
l'éclairer et nous n'avons pas voulu l'omettre.

V. — En somme, à quelques exceptions près, la double
fracture verticale du bassin produite par une chute sur le siège
porte en arrière sur la ligne des trous sacrés et en avant
sur le pubis. La fracture présente une direction telle que,
à moins de déplacement considérable dans le sens vertical,
on ne peut produire par la pression latérale aucune réduction du diamètre bi-iliaque. Dans les cas simples, on peut
donc par la compression circulaire maintenir les fragments
en contact et les immobiliser sans crainte de modifier notablement la forme de la circonférence interne du bassin;
tandis que, dans les fractures par choc transversal, on pourrait, en serrant fortement le bassin pour l'immobiliser, produire un déplacement qui n'existait pas tout d'abord, ou
exagérer le déplacement primitif; or, ces déplacements
peuvent déterminer un rétrécissement du bassin dont les
conséquences peuvent devenir graves chez la femme.

Nous ne ferons que rappeler que les chutes sur le siège peuvent déterminer d'autres fractures de la colonne vertébrale, des côtes et du sternum (1).

---

(1) Féré. — *Bull. Soc. anat.*, 1877, p. 436. — *Note pour servir à l'histoire des fractures et des luxations du sternum. Progrès médical*, 1880.

www.ingramcontent.com/pod-product-compliance
Ingram Content Group UK Ltd.
Pitfield, Milton Keynes, MK11 3LW, UK
UKHW021623130726
13696UKWH00005B/2031